Td $\frac{57}{279}$

# LETTRE

## SUR LE

# CHOLÉRA-MORBUS

## ÉPIDÉMIQUE

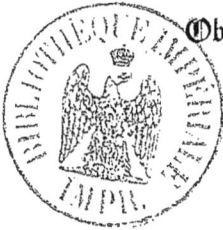

### Observé à Narbonne en 1854,

### PAR M. LABADIÉ,

*Docteur-Médecin.*

NARBONNE,
IMPRIMERIE DE CAILLARD.

1854.

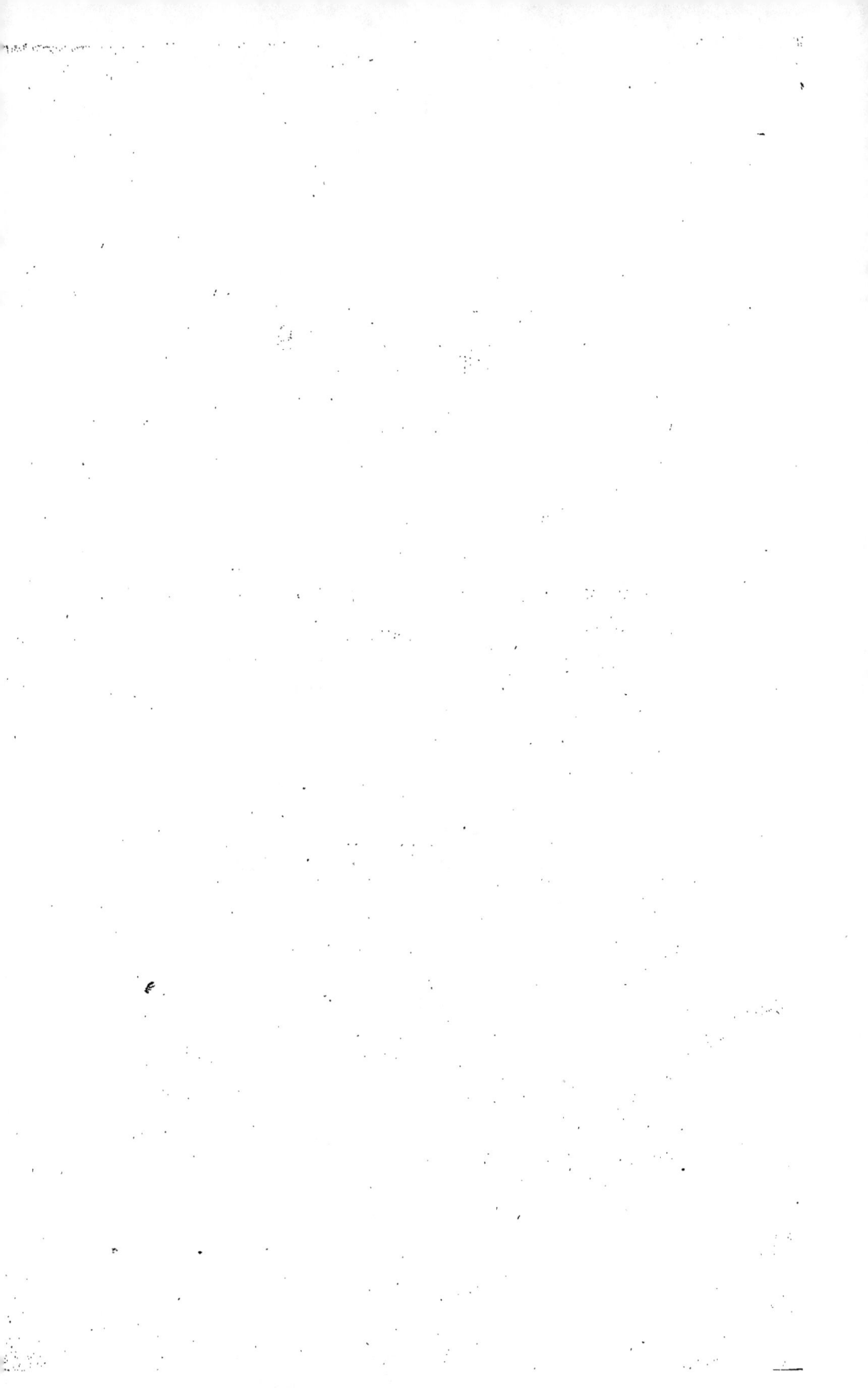

Situé par le 43° 10' de latitude Nord, et 0° 47' de longitude Est, Narbonne, par sa position à environ 14 kilomètres de la Méditerranée, occupe l'extrémité Sud d'un vaste bassin formé par les atterrissements successifs des divers étangs dans lesquels se déversait la rivière d'Aude (Atax).

Ce bassin est couvert de vastes prairies, d'immenses terres labourables et de terres marécageuses qui donnent lieu, vers la fin de l'été, à des émanations qui engendrent endémiquement des fièvres intermittentes; cependant l'exhaussement progressif de leur surface et l'écoulement mieux entendu des eaux stagnantes rendent ces fièvres plus rares et bien moins meurtrières.

Pour la seconde fois, depuis dix-neuf ans, Narbonne a été en butte au fléau qui, depuis 1832, a envahi la France, et où il paraît tendre à se naturaliser. Sa première apparition dans cette ville date de l'été de 1835;

alors, trente ou trente-cinq personnes seulement furent atteintes de choléra avec cyanose ; plusieurs même ne furent frappées que parce qu'elles avaient été se soumettre à l'infection d'un foyer voisin (Gruissan), et où un regrettable confrère trouva la mort en récompense de son dévouement.

L'invasion actuelle a été bien plus intense, soit par sa durée, soit par le nombre de ses victimes. Depuis le 5 du mois de juillet où, pour la première fois, on a pu constater la maladie, jusques au 15 octobre, époque où la maladie semble toucher à sa fin, on peut compter environ 241 victimes [*] ; à ce nombre, il faut joindre tous les malades guéris du choléra confirmé, et tous les cas de cholérine ou de suette cholérique dont la terminaison a été heureuse; enfin, on peut dire encore qu'outre les malades ci-dessus, presque tout le monde, à peu d'exceptions près, a ressenti de ces symptômes prémonitoires, tels que vertiges, douleurs précordiales, borborygmes, fourmillements, douleurs des reins, etc.

[*] Le nombre de 241 déclaré à l'Autorité est évidemment inexact, car le nombre des décès, dans le même temps qu'a duré le choléra, s'est élevé à 571; or, dans les temps ordinaires, il ne meurt pas tout-à-fait un malade par jour, de sorte qu'en supposant que la mortalité, pour les maladies ordinaires, fût d'un par jour, il en résulterait qu'il est mort 499 cholériques.

# LETTRE

SUR LE

# CHOLÉRA-MORBUS

ÉPIDÉMIQUE

Observé à Narbonne en 1854.

---

Monsieur,

Vous m'exprimez dans votre lettre les craintes de voir votre pays envahi par le choléra-morbus épidémique, et dans la confusion qui règne sur la manière de traiter cette affection, vous réclamez, me dites-vous, le secours de mon expérience : eh bien ! je viens répondre à votre flatteuse opinion et vous exposer le résultat de ce que j'ai observé.

Le choléra-morbus épidémique, vous le savez, apparût en France, pour la première fois, en 1832. Tous les folliculaires raisonnaient d'avance sur ce qu'il faudrait faire : l'un voulait traiter par les sudorifiques, l'autre par les narcotiques, celui-ci par les purgatifs, cet autre par les émétiques, d'autres par ces deux moyens réunis, certains par les alcooliques, quelques-uns par les antispasmodiques; enfin, c'était une vraie Babel : tout le monde parlait un langage différent, et l'on ne se comprenait pas.

Ne croyez-pas, cher collègue, que cette confusion, après vingt-deux ans, ait cessé : c'est encore la même incertitude dans l'explication des phénomènes morbides, et mêmes insuccès dans les résultats thérapeutiques.

A cette même époque, le célèbre Broussais avait fait un traité sur le *choléra-morbus épidémique* dans lequel, avec sa clarté habituelle, il exposa le tableau fidèle de la maladie, les moyens qu'il avait employés et les succès qu'il avait obtenus. Cependant, comme il prêchait en opposition avec la plupart des fabricants de journaux qui lui faisaient une guerre acharnée, les doctrines de Broussais, touchant le choléra, furent mises de côté par beaucoup de médecins entraînés par le torrent de l'opposition, et son traitement méconnu, au grand préjudice de la société. Depuis lors, les journaux, comme les traités *ex professo* sur cette affection, n'ont adopté aucun plan de conduite; ce ne sont que des remèdes sans nombre, une guerre continuelle aux symptômes, sans même qu'on ait daigné prononcer le nom de Broussais, et sans qu'aucun des anciens élèves de l'école physiologique ait osé relever le gant, quoique je sois convaincu que beaucoup d'entr'eux, pénétrés de ses préceptes, en aient fait l'application dans le traitement de cette maladie et en

aient retiré les mêmes avantages. Cette espèce d'indiffé-
rence, ou du moins ce silence et la mort du professeur
du Val-de-Grâce, n'ont fait que redoubler l'acharnement
contre ses doctrines, et il n'est pas, jusqu'aux plus
petits écrivains de la presse médicale, qui ne se soient
crus obligés de donner le coup de pied de l'âne.

J'avais suivi les leçons de Broussais, j'avais lu son
ouvrage sur la matière, je m'étais pénétré de ses doctrines, et j'avais eu, maintes fois, l'occasion de soutenir les
principes qu'elle consacre, sans que les adversaires m'aient
évidemment démontré leur fausseté ; aussi, nourri des
préceptes du maître consignés dans son ouvrage sur le
choléra, j'eus occasion, en 1835, lors de la première
apparition de la maladie à Narbonne, d'en vérifier la
valeur, car, sur quinze cholériques que j'eus à traiter,
je les tirai presque tous d'affaire : je dis presque, car je
n'en perdis qu'un, et encore par rechute : beaucoup
d'entr'eux vivant encore peuvent attester ce que j'avance.

L'invasion actuelle m'a trouvé pénétré des mêmes
principes, corroborés par mes succès de 1835, et je l'ai
attaquée avec les mêmes armes : je ne puis pas dire avec
le même succès ; mais un des moyens les plus essentiels
m'a manqué vers le milieu de l'épidémie, et rien n'a pu
le remplacer : je veux parler de la glace, car jusques-là,
ma pratique avait été des plus heureuses, puisque sur
quarante-quatre cholériques que j'avais eu à traiter, je
n'avais perdu que trois sujets pour lesquels on ne m'avait
appelé que quand la période algide était bien déclarée,

le pouls effacé, la cyanose bien prononcée, une quatriè-
me, vieille femme atteinte de hernie recto-vaginale, une
cinquième si avancée qu'elle succomba deux heures après
ma visite, et un sixième paraplégique.

Après cette première série en est venue une autre où
je n'ai pas eu les mêmes succès ; ce qui, comme je l'ai
déjà dit, tient au manque de glace ; cependant, sur cin-
quante-quatre autres malades, je n'en ai perdu que 11,
c'est-à-dire un sur cinq. Tous les journaux avouent
qu'on en perd au moins un sur trois.

Je n'entreprendrai pas, mon cher collègue, de vous
faire un traité sur le choléra, je n'en ai ni le temps, ni
les talents ; mais si, en suivant les mêmes errements, vous
pouvez conserver à la Société et à leurs familles des
membres précieux, je serai assez récompensé ; et, en
considération de cette idée philanthropique, vous me
pardonnerez d'oser vous tracer ma manière de voir et la
conduite qui en dérive.

Je diviserai, pour ne pas embrouiller la matière, le
choléra épidémique, en quatre degrés ou périodes :

Dans le 1er *degré*, je comprendrai les symptômes prodromiques.

Dans le 2me *degré*, quand les selles ou les sueurs se
manifestent.

Dans le 3me *degré*, quand il y a selles et vomissements, etc.

Dans le 4me *degré*, quand il y a cyanos, crampes, etc.

1<sup>er</sup> *degré.* — Cet état qu'on appelle prodromique est caractérisé par un état général de malaise, de gêne dans la digestion, par un dérangement dans les déjections alvines, par une barre vers l'épigastre, des borborygmes, de la faiblesse générale, etc.

A ce même état, chez les personnes nerveuses et pusillanimes, il y a des tremblements musculaires, des fourmillements dans les membres, le malade sent comme des lignes de feu qui des flancs vont aboutir à l'épigastre. Il éprouve un sentiment de terreur qui peut aller jusqu'à la syncope et à la mort, dit-on ; je ne l'ai jamais vu, et beaucoup de médecins le nient. Ils prétendent qu'il y avait toujours des désordres antécédents. C'est à ce degré qu'il faut attribuer cette distinction qu'on a désignée par *choléra nerveux.*

2<sup>me</sup> *degré.*—Si avec les symptômes du premier degré les selles se déclarent avec déjections de matières aqueuses, blanchâtres comme de l'eau de riz, abondantes, c'est la *cholérine* des auteurs. Mais s'il survient en même temps une réaction, ou que l'art la provoque, et que des sueurs abondantes s'établissent, avec ou sans éruption, à la peau, d'apparence rubéoleuse, roséoleuse ou miliaire, c'est la *suette cholérique.*

Cette forme s'est présentée souvent sans selles ni vomissements, et s'est dissipée par les sueurs. C'est ce qui est arrivé dans quelques villages de l'arrondissement.

3<sup>me</sup> *degré.*—Quand il y a selles et vomissements abondants de matières blanchâtres, albumineuses, quelquefois selles sanguinolentes, s'il y a affaiblissement de la voix, coloration brunâtre de la peau, dépression des globes oculaires, si le pouls diminue sans s'effacer, s'il y a soif ardente, langue et extrémités froides, ventre flasque, molasse, urines rares et concentrées, crampes aux extrémités, agitation, c'est le *choléra confirmé*.

4me *degré*.—Enfin, quand aux symptômes ci-dessus se joignent la voix soufflée, l'extinction du pouls, la froideur glaciale et visqueuse de la peau, avec couleur cyanique et crampes, si les urines sont supprimées, s'il y a agitation continuelle, gêne dans la respiration, c'est le *choléra indien, algide, asphyxique, cyanique.*

Voilà, bien en raccourci, le portrait informe de cette terrible maladie qui a fait tant de ravages, et dont, avec tant de raison, vous redoutez l'invasion.

N'allez pas croire cependant que ces limites soient tellement tranchées, que chaque période soit parfaitement circonscrite, et qu'un symptôme soit exclusivement attaché à un degré déterminé de la maladie ; ainsi, la diarrhée peut se manifester dans tous les degrés, il en est de même des borborygmes, des sueurs, des barres à l'épigastre, des vomissements, des crampes, etc.

PRÉDISPOSITION. — La peur, les maladies des voies digestives, telles que les gastrites chroniques, les diarrhées, l'intempérance dans les boissons alcooliques, comme dans les aliments, surtout de difficile digestion, tels que les escargots, les fruits à tissu fermes et non mûrs, tels

que pêches, melons, figues, raisins, etc.; je dis non
mûrs, car je suis loin de proscrire tous ces fruits aqueux,
succulents, mucoso-sucrés, qui font les délices de nos
tables, et qui, certes, sont bien plus facilement digesti-
bles pour beaucoup d'estomacs, que ces viandes dures et
coriaces dont on affecte de se nourrir exclusivement
pendant les temps de menace du choléra.

Je dis que l'alimentation par les fruits mûrs me semble
bonne et même nécessaire, mais avec la condition que
l'on ne sera pas atteint déjà de diarrhée ou de cholérine.

Les légumes farineux, flatulents, l'ingestion d'une
quantité d'eau froide sur les fruits ci-dessus énumérés,
la boisson d'eau glacée, quand on est en sueur, l'impru-
dence de passer ou de séjourner dans l'eau froide, de
supporter la pluie, de quitter ses habits quand on sue,
sont autant de causes prédisposantes.

L'habitation dans des maisons froides, humides et mal
aérées, dans des alcoves étouffées, où couche quelquefois
la famille entière, est une des puissantes causes de prédisposition, on pourrait même dire de contagion; j'ai
constaté, en effet, bien des fois, que les maladies, dans
les chambres ou les alcoves non aérées, y prenaient un
caractère dangereux, non seulement pour le malade lui-
même, mais encore pour les personnes qui le servaient.

Cette observation, je l'ai faite pour les cholériques et
pour des malades atteints de fièvres de nature typhique,
où chaque sujet peut, dans de pareilles conditions,
devenir lui-même foyer d'infection.

PROPHYLAXIE.—L'énumération des causes prédisposantes peut, à la rigueur, me dispenser de traiter de la *prophylaxie,* qui ne consiste qu'à se préserver de la plupart de ces causes, mais surtout de l'intempérance; j'ose avancer que, presque toujours, l'homme sobre et bien portant d'ailleurs, peut traverser les épidémies de choléra sans crainte d'être atteint.

Un des moyens, sans doute, des plus efficaces, consiste à changer de pays pour en choisir un qui ne soit pas contaminé, et je donne ce conseil aux personnes dominées par la peur, et qui ont les moyens de s'expatrier; mais tout le monde ne peut prendre cette détermination à cause de sa position qui ne le lui permet pas ou qui le lui défend.

CAUSE.—Qu'elle est la cause du choléra épidémique? C'est probablement un empoisonnement miasmatique. Tous les médecins sont à peu près d'accord là-dessus. Ce poison est insaisissable par nos moyens d'investigation, soit microscopiques, soit chimiques, et nous n'en pouvons pas constater sa présence matérielle. Il est répandu dans toute l'économie de celui qui en est atteint : c'est une maladie générale, mais cela n'empêche pas qu'il ne donne lieu à des altérations locales qui méritent toute notre attention.

Cette cause, d'abord originaire des bouches du Gange, où, depuis longues années, elle avait élu domicile, et que l'on croyait exclusivement engendrée par les éma-

nations infectantes de ce fleuve, favorisée par les chaleurs
des régions où elle était confinée, s'est répandue partout,
et tend à se naturaliser dans des climats tout différents
par les conditions de salubrité et de température, car,
les pays les plus sains et les plus froids ne sont pas
épargnés.

Mais si nous ne pouvons saisir ce poison, nous pouvons du moins en constater les effets sur notre organisme.
Quand nous sommes soumis à l'intoxication cholérique,
nous éprouvons un malaise général, un embarras dans
nos voies digestives, les nerfs de la vie organique sont
affectés, d'où résulte une réaction ou action éliminatrice
qui tantôt se fait par la peau et d'autrefois par la muqueuse gastro-intestinale dont elle détermine l'inflammation, d'où résulte une supersécrétion de la partie la
plus fluide du sang, si rapide, qu'il est bientôt réduit à
sa partie fébrineuse. J'ai vu des hydropiques cholériques
perdre, en 24 heures, tout le liquide qui les infiltrait,
ce dont ils se félicitaient, mais ce qui ne les empêcha
pas de mourir.

Cette excrétion par haut et par bas amène un amai-
grissement rapide, les globes oculaires s'enfoncent, la
peau brunit et plus tard bleuit, ce qui tient à ce que le
sang perd peu à peu ses parties séreuses et devient de
plus en plus fébrineux et noir ; l'extinction de la voix et
du pouls, la suppression de l'urine, le refroidissement de
l'haleine, de la langue et des extrémités sont dues à la
même cause, ainsi que le ralentissement de la circulation.

Les nerfs ne recevant plus du sang l'influx vital nécessaire, car l'état où le fluide est réduit ne lui permettant
pas de circuler en quantité suffisante, la combinaison
chimique de l'air avec lui, par la respiration, est incom-
plète, et les nerfs manifestent leur souffrance par l'agitation où est le malade et par les crampes qui, peut-être
aussi, trouvent leur explication, comme le dit Broussais,
dans la Phlegmasie Gastro-Intestinale.

NÉCROPSIE.—Vous savez que, dans les petites villes, ce
genre de recherches est impossible dans la pratique civile,
mais il est évident, et les autopsies des autres épidémies
en font foi, que dans la maladie qui nous occupe, la
scène se passe, en grande partie, dans le tube digestif,
ainsi que l'attestent les douleurs des viscères, les vomissements, les diarrhées souvent sanguinolentes, etc.

Nous ne pouvons nier les souffrances, mais les traces
inflammatoires disparaissent par l'abondante sécrétion
qui dégorge constamment la partie enflammée pendant
la vie, et par le travail de résorption qui s'opère à la
mort, car tout ne meurt pas à la fois en nous, ce qui
fait que nous ne pouvons constater anatomiquement l'inflammation que par quelques arborisations plus évidentes
aux rétrécissements valvulaires (pylore, cœcum, rectum)
par la couleur plus foncée des membranes muqueuse
et musculaire, surtout vers les parties inférieures du
tube digestif, par le développement des glandes de Payer
et les follicules de Brunner.

Les incrédules ou ceux qui affectent de l'être rejettent bien loin ces preuves, parce que, s'il n'y a pas ecchymose, ulcération, dégénération quelconque. Pour eux, il n'y a point inflammation, même quand les excrétions sont sanguinolentes, ou bien, s'ils constatent ces traces, ils les attribuent à toute autre cause, et prétendent que, dans toute inflammation, le pouls est fort, plein, tandis que, dans le choléra, il est lent, petit, effacé, comme si dans les violentes inflammations abdominales, telles que le choléra sporadique, les péritonites par étranglement herniaire, par contusion des organes abdominaux, les gastro-entérites violentes, celles par empoisonnement, soit par les arsénicaux, soit par les antimoniaux et autres substances corrosives, comme si, dis-je, le pouls ne se déprimait pas et même ne s'effaçait pas avant que l'état gangréneux existe.

A propos de la dépression ou de la diminution du pouls que cause l'administration des substances arsénicales, antimoniales, etc., les partisans d'une nouvelle classification de matière médicale les ont décorés du titre d'hyposténisants, sous prétexte que, par leur emploi, le pouls se ralentit : vous verrez que bientôt nous serons obligés de raffraîchir nos malades avec ces substances ! et l'on accueille de pareilles absurdités !...

Ainsi donc, pour moi, j'adopte pleinement les idées de Broussais, et je crois à l'inflammation des voies digestives causée par le poison qui donne le choléra, et ce qui me confirme, dans cette conviction, ce sont les bons effets du traitement anti-phlogistique : *naturam morborum ostendit sanatio*, ne pouvant donc saisir le poison, je m'attaque à ses effets : *l'inflammation*.

Soit que l'existence du poison soit fugitive et passagère, et qu'après son action, il n'en reste que les effets, soit que la réaction organique s'en soit débarrassée par les sueurs, les vomissements ou la diarrhée, et qu'après son expulsion il ne s'agisse que de combattre ses effets, toujours est-il que le traitement anti-phlogistique a été le plus efficace : et je crois à ces paroles de Broussais, extraites de son ouvrage sur le choléra-morbus (1832, page 123) : « *par la méthode antiphlogistique, j'obtiens* « *des succès considérables, puisqu'à peine je perds un* « *malade sur trente à quarante.* » J'y crois, parceque je l'ai vu : *experto crede Roberto.*

Cette citation se rapporte à l'ensemble de toutes les maladies engendrées par la même cause, c'est-à-dire, choléra, cholérine, suette, etc.

DIAGNOSTIC. — Après le tableau abrégé que j'ai tracé ci-dessus de la maladie qui nous occupe, il serait difficile de la confondre avec toute autre, cependant le *choléra sporadique* pourrait présenter à l'homme qui n'a pas vu encore le choléra indien un ensemble de symptômes propres à le tromper, mais il les distinguera, s'il se rappelle que, dans le sporadique, il n'y a que rarement des crampes, que les déjections ont la couleur ordinaire, que le ventre est douloureux au toucher, que le malade accuse des coliques et des douleurs atroces, que les parois abdominales sont retractées, que les extrémités n'ont pas la couleur cyanique, etc.

La *péritonite* s'en distingue aussi par le météorisme, la tension et la douleur des parois abdominales ; par le manque d'excrétions par haut et par bas, etc.

L'*étranglement interne* ou *herniaire* en diffère essentiellement encore par la nature des vomissements qui, ici, deviennent stercoraux quand l'étranglement existe à une partie inférieure du tube digestif et par la suppression presque absolue des fèces.

PRONOSTIC.—Tous les médecins s'accordent à dire que le choléra asiatique, livré à lui-même, est constamment mortel, mais il devient plus ou moins dangereux, selon le degré auquel le mal est arrivé, et selon la méthode dont il est traité, ce qui tient à la manière dont on envisage son *Étiologie ;* ainsi, en admettant qu'il y a une inflammation à combattre, je crois que sa gravité diminue et que la mortalité est considérablement moindre pour le médecin qui traite antiphlogistiquement ; il ne perdra pas un cholérique sur six ; s'il commence le traitement au moment où son malade est atteint de selles, de vomissements caractéristiques, de froid aux extrémités, de crampes, de dépression des globes oculaires, s'il conserve encore du pouls, et n'est enfin qu'au 3me degré ( choléra confirmé ). Mais si le pouls est entièrement effacé, si la cyanose est bien prononcée, la voix étouffée, etc.,

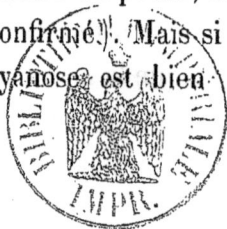

( 4^me degré ), oh ! alors, on sera heureux d'en sauver un sur quatre.

Quant au pronostic des cholérines , des suettes cholériques, des choléra nerveux , tous les praticiens s'accordent à dire que presque tous les malades en réchappent , sauf les imprudences , le mauvais traitement ou son défaut, car , il faut se pénétrer de cette vérité : que le choléra , à quelque degré qu'il se déclare, a toujours tendance à s'aggraver et à passer à l'état algide.

Le pronostic devient d'autant plus dangereux, que les sujets sont plus avancés en âge ; ainsi , les vieillards ont payé un ample tribut à l'épidémie; il en est encore de même des personnes atteintes de phlegmasies chroniques des organes digestifs , etc.

Les enfants ont été , aussi, cruellement maltraités : chez eux , la couleur cyanique est moins prononcée que chez l'adulte ; par ce motif, beaucoup de mères se sont endormies sur la diarrhée prodromique , sous prétexte qu'elle dépendait de la dentition , et pour cette raison , elles n'ont pas appelé du secours , ou n'en ont réclamé que quand le mal était à son comble. Chez eux , comme chez les vieillards , les efforts de l'art sont devenus plus souvent impuissants que chez l'adulte.

La classe misérable, mal logée, mal nourrie , a été plus souvent victime, surtout au commencement de l'épidémie.

J'ai observé plusieurs rechutes.

A la fin de l'épidémie, il y a eu plusieurs cas de fièvres

intermittentes tenaces, empreintes, à leur origine, comme pendant leur durée, d'un cachet cholérique.

Il y a eu aussi, après la disparition presque complète du fléau, plusieurs cas de fièvres typhoïdes.

On a dit que beaucoup de cholériques passaient facilement à la fièvre typhoïde : je n'ai pas eu souvent, dans ma clientelle, à faire cette observation, et je crois que cela s'explique par la manière de traiter, ainsi, au lieu d'échauffer les malades par les alcooliques (punch, rhum), par les narcotiques à haute dose, par la strychnine et par tant d'autres moyens incendiaires, dont j'ai bien vite aperçu les conséquences, je me suis retranché dans le traitement antiphlogistique, dont je ne me suis écarté que rarement, et je n'ai pas eu lieu de m'en repentir, mais, je n'ai pas, pour cela, rejeté tout autre moyen.

TRAITEMENT. — Si je suis appelé auprès d'un malade atteint, au 1er *degré*, de l'intoxication cholérique, c'est-à-dire, avec barre à l'épigastre, état général de malaise, gène dans les digestions, borborygmes, vertiges, langue sale, dérangement dans les déjections alvines, etc., dans ce cas, je me borne à diminuer les vivres de moitié, à supprimer les alcooliques, à donner quelque tisane émolliente, à faire prendre quelques lavements ; si le sujet est pléthorique, ou que la douleur épigastrique soit trop forte, je fais appliquer 10, 12 ou 15 sangsues, et je condamne le malade aux crêmes de riz et au repos, ordinairement tout rentre dans l'ordre par ces moyens.

Quelquefois, à l'instigation des malades eux-mêmes, quand la langue était sale, et la barre épigastrique bien prononcée, j'ai prescrit des émétiques, et il n'en est pas résulté de mal.

Si les malades sont frappés de terreur avec faiblesse et pressentiment funeste, quelquefois crampes, fourmillements, vertiges, sans diarrhée ni vomissement, c'est le *choléra nerveux*, qu'il ne faut pas négliger, et traiter de visionnaires tous les malades ainsi frappés de peur ; bien que leur mal soit exagéré, et qu'on ne voit rien d'alarmant, il faut les traiter. J'ai eu quelquefois à me reprocher d'avoir trop tardé à adopter un traitement énergique : un pressentiment funeste est presque toujours de mauvaise augure dans toute maladie.

L'usage des infusions théiformes : la camomille, le tilleul, le thé, quelques potions antispasmodiques et calmantes conviennent, le sous-azotate de Bismuth à dose assez élevée réussit assez bien chez les personnes nerveuses, surtout s'il y a barre à l'épigastre, borborygmes, difficulté dans la digestion ; enfin, si la douleur épigastrique est trop forte et qu'on ait à faire à un sujet sanguin, il faut préluder par quelques sangsues.

2^me *degré.*— Si, avec les symptômes ci-dessus, il y a diarrhées et envies de vomir (cholérine), on applique les sangsues à l'épigastre, on administre des quarts de lavement auxquels on ajoute 10 à 12 gouttes de laudanum de sydenham et une cuillerée à bouche d'amidon en poudre, et on renouvelle ces quarts de lavement chaque fois que le malade vient de rendre le précédent. La diète, les tisanes froides, la limonade froide et crue; tels sont les moyens à l'aide desquels on arrête le plus souvent la maladie à cette période.

Si le malade a de la tendance à suer, on favorise la transpiration par le séjour au lit, l'emploi de la chaleur aux extrémités, les cataplasmes synapisés aux extrémités, les infusions théiformes chaudes.

Cette sueur amène quelquefois la guérison; c'est ce qu'on appelle la *suette cholérique*, qui souvent amène une éruption érythémateuse, rubéoleuse, roséoleuse, miliaire, etc.

Cette forme s'est montrée presqu'exclusivement, avec les symptômes prodromiques, dans quelques communes de notre arrondissement, où elle n'a pas laissé d'autres traces de l'infection cholérique.

3<sup>me</sup> *degré (choléra confirmé).*—Si les vomissements et les selles, avec leurs caractères pathognomoniques (aqueuses, riziformes), existent avec retours fréquents : soif ardente et souvent inextinguible, s'il y a crampes aux extrémités, yeux cernés et enfoncés, voix rauque, langue et haleine froides, suppression d'urines, ventre flasque, mais que le pouls persiste encore : une bonne application de sangsues (15 à 20 à l'épigastre), ou ventouses scarifiées, pour combattre les vomissements, une autre à l'anus, pour calmer la diarrhée, en observant de faire celle-ci plus légère, ou de s'en priver, si celle de l'épigastre a été copieuse, car celle-là est toujours plus efficace, à mon avis, que celle de l'anus. D'ailleurs, une fois les vomissemens calmés, on est plus facilement maître de la diarrhée, à l'aide des lavements laudanisés et froids.

Tels sont les moyens à mettre en usage, et comme c'est le moment le plus favorable, il ne faut pas perdre de temps; on facilite l'écoulement des sangsues ou des ventouses par des cataplasmes émollients; on donne des fragments de glace de trois en trois minutes; on supprime toute autre boisson et toute nourriture; on continue les quarts de lavement laudanisés et amidonnés.

La glace n'est donnée que par petits fragments gros comme une pastille à la gomme, ou, si elle est écrasée ou en neige, par petites cuillerées à café. Par ce moyen on n'ingère pas une trop grande quantité de liquide à la fois, et il faut bien se pénétrer de cette vérité : que plus le malade prend des liquides plus il en vomit; ce moyen seconde merveilleusement l'effet des sangsues ; donné petit à petit et d'une manière continue, il agit, comme astringent, sur la muqueuse dont il resserre le tissu, tout en calmant l'inflammation ; par ce moyen, le sang répercuté cesse d'abandonner le peu de parties fluides qu'il lui reste, la circulation continue et le pouls se relève peu à peu, les vomissements et la diarrhée se suspendent, la réaction s'établit, les crampes et l'agitation cessent, les tissus s'épanouissent peu à peu, les urines se rétablissent et la chaleur à la peau devient naturelle. Le mal ayant cédé, le besoin de prendre de la glace cède aussi ;

alors le malade accepte, avec plaisir, une tisane tiède, et trouve bonne une cuillerée de bouillon de viande, dont on le tient rigoureusement privé tant que le mal persiste, et qu'au reste il n'accepte que quand l'appetit se réveille.

Quelquefois les symptômes ne cédant pas à ces moyens, dans cette période, et d'ailleurs manquant de glace, j'ai eu recours à l'eau de Seltz, aux tisanes les plus froides, mais il y a bien loin de leur effet à celui de la glace. Plus tard, j'ai eu recours au moyen préconisé par M. Abeille qui, envisageant le choléra comme une névrose du système ganglionaire, propose le sulfate de strychnine, comme plus propre à le guérir. Sans abonder dans son explication, j'admets que le sulfate de strychnine peut réveiller l'innervation presque anéantie, par le manque de circulation, à cause de l'état du sang privé de sa liquidité ; et ce moyen m'a paru réussir dans quelques cas.

Du reste, depuis que la glace m'a manqué, je n'ai plus obtenu les mêmes succès, malgré que j'ai eu recours au sulfate de strychnine ; de sorte que tant qu'on aura de la glace, je conseille d'y avoir recours préférablement, et de ne recourir à la strychnine qu'après que les saignées locales et la glace, si l'on en a, n'auraient pas réussi (*).

(*) Je regrette de n'avoir pas provoqué l'organisation d'un service pour fournir de la glace aux cholériques ; certes, si je me fusse adressé aux autorités, leur zèle, leur dévouement et leurs sacrifices, dans cette épidémie, pour porter des secours de toute espèce aux populations de la ville et des communes affligées, ne m'auraient pas fait défaut ; et les sacrifices n'auraient pas été considérables, puisque dans d'autres années, la glace ayant manqué,

Tel est le traitement du choléra-morbus confirmé ( 3ᵐᵉ degré ) ; mais pour rendre ce traitement fructueux, il faut que le médecin se pénètre bien de toutes les obligations de son ministère ; il faut que de nuit et de jour il soit à son malade ; qu'il surveille, à tout moment, les effets du traitement et les progrès du mal, pour en saisir les indications de chaque instant ; qu'il se multiplie, enfin, pour remplir dignement ses devoirs.

---

les limonadiers en ont fait venir pour leurs besoins, et ils y ont trouvé leur compte. On aurait donc pu en faire venir pour en fournir aux cholériques qui, d'ailleurs, l'eussent payée bien volontiers, trop heureux d'en avoir à quelque prix que ce fût.

Pour faire artificiellement de la glace, que tous les pharmaciens n'ont pas les moyens d'obtenir, voici la manière qui me paraît la plus facile ; elle appartient à Courdemanche, modifiée par Boutigny, et consiste à prendre « 1° une boîte en bois de chêne de 9 centimètres 7 millimètres de longueur, « sur 8 centimètres 3 millimètres de largeur et 16 centimètres 6 millimètres « de hauteur, toute mesure prise en dedans ; 2° deux boîtes en fer blanc de « même forme, et ayant chacune 33 centimètres 2 millimètres de hauteur, « sur 1 centimètre 6 millimètres de largeur et 18 centimètres de hauteur. « La première boîte contiendra le mélange frigorifique, les deux autres con- « tiendront l'eau à congeler.

« Le mélange frigorifique se compose de 1k. 1/2 d'acide surfurique étendu « d'eau jusqu'au point de marquer 41° au Pèse-sel. ( Ce mélange est fait « avec 7 parties d'acide à 66° et 5 d'eau, également en poids. ) » Quand ce mélange est bien refroidi, on le verse dans la boîte de bois par doses de un kilo 1/2, en y ajoutant de suite 2 kilos de sulfate de soude pulvérisé et non effleuri, puis on y plonge les deux boîtes de fer blanc remplies d'eau pure, on le porte à la cave ou dans un endroit frais : puis, après un quart d'heure, on change le mélange frigorifique dans les proportions ci-dessus, et même deux fois si cela est nécessaire, jusqu'à ce que l'eau des boîtes de fer blanc soit complètement solidifiée.

En été, on opère à la cave et on emploie de l'eau de puits; ces deux précautions hâtent la congélation.

Avec de l'acide sulfurique et du sel de cuisine, on peut soustraire à l'eau glacée dans un vase, au milieu de ce mélange, assez de calorique pour produire une glace artificielle.

*4ᵐᵉ degré. ( choléra asphyxique, algide, cyanique ).*
— Quant aux déjections riziformes, caractéristiques,
par haut et par bas , à la soif inextinguible avec avidité
insatiable pour les boissons, surtout froides , se joignent
la voix soufflée, la perte du pouls , une couleur bleue de
la peau des extrémités , une sueur froide visqueuse
donnant la sensation du contact du serpent, des crampes
atroces , une agitation continuelle , augmentant par les
chaleurs et les couvertures qu'on entasse sur le malade ;
le danger est à son comble , mais tout n'est pas perdu ,
et il ne faut pas renoncer à continuer de donner des
secours au malade.

Le traitement est le même que pour la période précé-
dente : c'est encore la glace , les sangsues à l'épigastre ,
la strychnine qui peuvent rendre des services immenses,
que l'on secondera par les moyens révulsifs, tels que les
cataplasmes synapisés , les frictions douces avec la mains
sans les pousser jusques à étriller et écorcher les malades,
la chaleur à l'aide des bouteilles pleines d'eau chaude que
l'on place à la plante des pieds , entre les mollets , en
dehors des mollets; les cataplasmes laudanisés sur l'ab-
domen, etc. ; par ces moyens on arrive quelquefois à
relever le pouls et la chaleur.

Ainsi : la glace , les sangsues et la strychnine , sont
encore ici l'ancre de salut.

La glace est continuée jusqu'à ce que le malade recou-
vre sa chaleur et que l'orage ait cédé , qu'il se sente
mieux, qu'il ne vomisse plus, qu'il n'aille plus à la selle,

et qu'il commence à appéter, les boissons chaudes et une cuillerée de bouillon qu'il savoure avec délices, et que l'on continue deux ou trois jours en augmentant graduellement.

Les sangsues, dans le choléra algide, sont appliquées pour calmer l'anxiété et la douleur précordiale, et souvent, après une première application, on sent le pouls se relever, ce qui autorise à en appliquer de nouveau.

Le sulfate de strychnine, pour un adulte, se donne à la dose de 2 centigrammes dans 60 grammes d'eau gommée, à prendre par quart, d'heure en heure ; si le bien qu'on en obtient ne se soutient pas, on y revient. Quand le mal n'est pas trop avancé, ce moyen peut réveiller l'innervation, qui, quelquefois va jusques aux convulsions, au délire, au coma ; mais on les combat par les sangsues à la base du crane, à l'épigastre, par les réfrigérants sur la tête et les révulsifs aux extrémités.

Sitôt qu'on a donné la strychnine, on peut donner les boissons chaudes. Si dans les dix minutes de l'administration du quart de la dose, le malade le rejette, on peut donner le quart suivant, que l'on accompagne d'un morceau de glace pour prévenir le vomissement : ainsi le conseille M. Abeille. Si par ce moyen on réveille la circulation et que son action ne se soutienne pas, on peut revenir au même remède.

Ce remède est très-délicat et difficile à manier, aussi a-t-il été reçu avec beaucoup de méfiance ; mais je pense

qu'on peut l'employer avec avantage contre les vomissements et la diarrhée, que les sangsues et la glace n'ont
pu arrêter.

Dans cette maladie, on a employé les opiacés à haute
dose : c'est un moyen meurtrier, qui, je pense, a fait
beaucoup de mal, et j'en ai été témoin sur deux membres d'une même famille chez lesquels une forte dose
d'opium arrêta, pour un moment, il est vrai, les vomissements et les déjections alvines ; mais il y eut délire,
coma, convulsions, agitations, que calmèrent les saignées
à la base du crane et l'eau fraîche sur la tête, mais le
choléra reprit son cours, et les efforts que nous fîmes
furent inutiles : ils succombèrent.

Je n'ai eu à me louer des opiacés qu'en les donnant
à petites doses (10 gouttes de laudanum pour un adulte)
par quart de lavement, dans une solution d'amidon,
renouvellés après chaque selle.

Quant à l'usage des astringents, je les ai essayés, mais
je n'ai pas eu à m'en louer, et je n'en conseillerai l'emploi que dans le 1er degré, ou qu'à défaut d'autres moyens.

Les alcooliques ne méritent pas non plus les éloges que
l'on s'est plu à leur donner, et s'ils ont fait quelque
bien ce n'est que dans la période prodromique, quand on
a voulu provoquer une réaction et obtenir des sueurs
critiques et éliminatrices.

La plupart de ces moyens sont incendiaires, et s'ils
finissent par déterminer une réaction, ce qui arrive
quelquefois, ils déterminent aussi les congestions ci-dessus

indiquées, et par suite, une fièvre typhoïde qui emporte les malades.

Tels sont, mon cher collègue, les renseignements que j'ai recueillis dans ma pratique; je ne prétends pas vous dire que ce que j'expose soit de mon cru, mais, vous le savez, nous butinons à droite et à gauche, et comme il est difficile, au milieu du farrago indigeste dont nous sommes inondés, depuis qu'il s'agit de combattre ce fléau, il est bon de se former une théorie qui nous serve de fil pour nous guider dans ce labyrinthe inextricable.

J'ai prononcé le nom de théorie : depuis long-temps on semble affecter de rejeter toute doctrine ; on méprise même toute explication, sous prétexte que les secrets de notre organisation nous sont inconnus.

Je ne prétends pas avoir, moi, le don de les pénétrer mieux que les autres ; mais il me semble, si la physiologie n'est pas un vain mot, que tout médecin a besoin de se rendre compte de ce qu'il observe dans le jeu de notre organisme, et comment pourra-t-il le faire s'il n'a pas une doctrine pour classer ses observations? La science est immense, les faits sont innombrables ; comment supposer une mémoire assez vaste pour se les rappeler, si elle n'y met ordre, par une classification dans les faits? C'est cette classification qui devient peu à peu une théorie, car c'est par analogie que l'on établit des classes, des ressemblances qui nous facilitent la coordination des faits.

La doctrine physiologique peut avoir des explications

hasardées, des classements forcés, en avoir même d'inadmissibles, mais en mettant de côté ce que l'on a combattu victorieusement; cela ne fait pas que l'ensemble de cette doctrine n'ait un grand fonds de vraisemblance, et que par sa clarté, par la facilité avec laquelle elle embrasse toute la science antropologique, elle mérite certainement la préférence sur toutes les autres doctrines, et je ne désespère pas que la génération médicale à venir, ne l'adopte, et ne rende un jour à son fondateur toute la justice qui lui est due.

Après cette courte disgression, nécessaire à la justification de ma manière d'envisager l'étiologie du choléra, je me résume et je dis :

Le choléra-morbus asiatique est un empoisonnement miasmatique.

Le poison ne peut être saisi par nos moyens, mais sa présence se révélant par les désordes qu'il détermine, nous devons chercher à faciliter sa neutralisation ou son élimination. Nous manquons, ai-je dit, d'antidote, il faut donc chercher à l'expulser ou à amortir son action, sur notre organisme, et à parer aux désordres qu'il détermine.

Pour faciliter son expulsion, il y a la voie des sueurs, peut-être celle des urines et celle des voies digestives.

L'expulsion par les sueurs, avons nous dit, est souvent l'effet de la réaction vitale, quelquefois spontanée, quelquefois provoquée par l'art : c'est la *suette cholérique.*

L'expulsion par les urines se fait peut-être d'elle-même,

ainsi que semblent quelquefois l'indiquer la qualité des urines, qui deviennent noirâtres, qui irritent la vessie, les reins et le canal de l'urètre, au point, quelquefois, d'interrompre la mixtion, et souvent de supprimer la secrétion urinaire ; car dans tous les choléras, il y a suspension ou suppression des urines. Mais nous ne savons rien de certain sur la cause de ce trouble fonctionnel, qui nécessite quelquefois le secours de la sonde.

L'expulsion par les voies digestives pourrait se faire peut-être par les éméto-cathartiques qui ont été préconisés pour cela ; mais soit qu'on n'ait pas obtenu de bons effets de leur emploi, puisque la très-grande majorité des praticiens n'en fait pas usage ; soit que l'action de ces moyens n'entraîne pas le poison, et il faut le croire ainsi, puisque les vomissements et les selles multipliées qu'il détermine, loin de diminuer le mal, semblent au contraire redoubler sa violence ; soit enfin que tout en voulant remédier à un mal, on craigne d'en aggraver un autre ou qu'on l'aggrave en effet, la phlogose intestinale : telles sont les raisons, sans doute, qui font rejeter les évacuants par haut et par bas.

Reste donc à attaquer la phlogose que le poison détermine, c'est vers ce but que le médecin doit diriger ses efforts, et c'est à quoi l'on parvient par l'emploi de la glace, des sangsues, de la diète et des quarts de lavements laudanisés et amidonnés.

Je viens de lire dans un journal de médecine, que le souffre lavé était employé en fumigation comme préservatif et comme curatif. J'y vois en même temps que M. le docteur Debreyne est convaincu que le choléra est produit par un virus animé ; si cette conviction était démontrée, l'existence de cette animalcule doit être nécessairement bien bornée. Il pourrait bien se faire que la glace eût la double vertu, en agissant, ainsi que nous l'avons dit, comme répercussif et antiphlogistique, interceptât par sa température l'éclosion de nouveaux animalcules, et mit un terme à leur génération dans le tube digestif, en attendant que celui-ci, par ses contractions, en expulsât les germes avant leur reproduction nouvelle.

Si cette supposition était fondée, il pourrait bien se faire que le sulfate de strychnine agit comme poison sur ce virus animé.

Mais tout ceci n'est encore qu'à l'état d'hypothèse, je n'y ajoute aucune importance ; ce qu'il y a de certain, c'est que la glace et le sulfate de strychnine sont les seuls agents qui aient arrêté d'une manière efficace les vomissements et la diarrhée. Je ne parle pas des sangsues qui peuvent bien calmer ces symptômes, mais en tant qu'effets de l'inflammation des voies digestives.

Nous concluons donc en disant que le poison cholérifère ne pouvant être jusqu'à présent saisi par nos moyens, notre rôle se borne à chercher à amortir et à guérir la phlegmasie qu'il a développée sur nos organes digestifs.

Quand les malades sont délivrés du choléra, et qu'il reste des complications ; on les attaque directement par de petites saignées générales et locales, par les répercussifs; indirectement, par les révulsifs; enfin, par un régime sévère. On n'arrive à une alimentation substantielle qu'autant que l'appétit se déclare; alors le bouillon, les bons potages, les viandes blanches, quelques cuillerées de vin de Bordeaux; mais le tout graduellement.

S'il y a rechute légère, revenir au régime sévère. Si le malade retombe dans d'algidité c'est ordinairement sans ressource.

Je ne mets guère du nouveau, vous le voyez, dans ma lettre; ma théorie est celle de Broussais, mon traitement est le sien, à peu de chose près; je n'ai donc pas les prétentions de me poser comme innovateur; mais si mon exemple peut engager quelques collègues à faire l'application d'une méthode simple, facile et efficace, je croirai avoir rendu service à la société. Ce n'est pas toujours, en médecine surtout, par des idées nouvelles qu'on sert bien la science, nos devanciers ont dit de fort bonnes choses, l'essentiel est d'y rechercher les grandes vérités qu'ils ont énoncées, et d'en faire l'application.

*Recevez, etc.*

LABADIE.

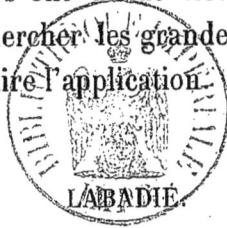

Narbonne, le 15 Octobre 1854.

Narbonne, imprimerie de CAILLARD.

www.ingramcontent.com/pod-product-compliance
Lightning Source LLC
Chambersburg PA
CBHW070742210326
41520CB00016B/4545